DE

LA SUPPURATION

Par G. LEMIÈRE,

Chef du laboratoire des Cliniques,
Membre de la Société anatomo-clinique.

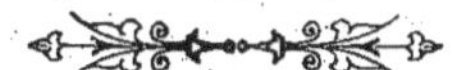

LILLE,

AU BUREAU DU *JOURNAL DES SCIENCES MÉDICALES*,

56, RUE DU PORT.

—

1891.

DE
LA SUPPURATION

Par G. LEMIÈRE,

Chef du laboratoire des Cliniques,
Membre de la Société anatomo-clinique.

Le mécanisme intime de la suppuration a fait l'objet de bien des discussions, et nous n'avons pas l'intention de revenir longuement sur ce sujet, mais nous croyons qu'au moment où cette question est plus que jamais à l'ordre du jour, à une époque où de nombreux travaux paraissent de tous côtés sur cet important sujet, il n'est pas sans intérêt de résumer brièvement toutes ces idées et de chercher à synthétiser les données d'un problème qui, loin de se simplifier, semble à première vue s'embrouiller un peu plus chaque jour.

Après une première période, qui semble aujourd'hui bien loin, pendant laquelle on admettait sans conteste, que toute irritation de quelque nature fût-elle, chimique, physique ou mécanique était suivie d'une réaction inflammatoire qui pouvait par le seul fait de son extension ou de sa durée donner naissance à une suppuration, on accepta avec enthousiasme les nouvelles doctrines microbiennes et on crut pouvoir les appliquer sans réserve à la suppuration. *Pas de pus sans microbes*, tel est l'axiôme qui résume toutes les idées émises pendant cette seconde période. Sans doute, comme nous le verrons dans un instant, au point de vue de l'observation clinique en ce qui concerne les suppurations dites spontanées, c'est-à-dire celles qui surviennent sans introduction de corps étranger de quelque nature soit-il dans nos tissus, à ce point de vue, dis-je, les partisans de cette doctrine sont encore absolument dans le vrai. Mais au point de vue expérimental la question est toute autre. C'est probablement le cas aussi de ces suppurations que j'appellerai accidentelles, c'est-à-dire consécutives à l'introduction involontaire ou même volontaire, dans un but thérapeutique, de certaines substances chimiques aseptiques.

Mon intention n'est nullement de diminuer le grand mérite des découvertes bactériologiques modernes, car seules elles nous donnent une connaissance satisfaisante de la cause des suppurations dites spontanées, qui sont en fin de compte la grande majorité ; de plus, seules elles nous permettent, à mon avis, de comprendre le mode d'action des agents pyogènes aseptiques.

Mais, de fait, après avoir reconnu que les microorganismes étaient toujours présents dans les suppurations, que réinoculés en culture pure aux animaux ils reproduisaient des lésions identiques à celles observées chez le patient qui avait fourni les matériaux pour instituer cette culture, on ne savait pas grand chose sur leur mode d'action c'est-à-dire sur le mécanisme intime par lequel ils produisaient du pus.

Si c'est aux recherches de Pasteur, de Passet, d'Ogston, de Rosenbach, de Garre que nous devons la connaissance de cette action des microbes, c'est aux travaux de Grawitz et de Bary, de Steinhaus, de Leber, de Christmass que nous sommes redevables de la découverte du mode d'action de ces microbes. Progressivement ces travaux nous ont montré qu'aujourd'hui il faut admettre sans conteste ce que j'essayais déjà de démontrer ici même, il y a deux ans, que la suppuration n'est pas le fait de microbes spécifiques ; s'il faut admettre que certains microbes dits pyogènes sont de beaucoup les plus fréquemment rencontrés dans le pus, ce ne sont pas les seuls qui soient capables de produire des suppurations et un grand nombre de microorganismes peuvent au moins accidentellement posséder ou acquérir la fonction pyogène. Au point de vue pratique cette connaissance n'est pas sans valeur, car elle nous a appris qu'il fallait nous défier de tous les microorganismes et autant que possible les écarter tous même ceux anciennement réputés comme de purs saprogènes, car dans certaines circonstances ils peuvent jouer un grand rôle assez important et causer au moins de graves désordres locaux si tant est qu'ils n'amènent jamais l'infection générale. Il serait trop long et sans grand intérêt de citer ici tous ces microorganismes accidentellement pyogènes; pourtant, pour ne nommer que les principaux, rappelons que chaque jour voit s'accroître les cas de suppuration rapportés aux deux pneumococques de Friedlander et de Talamon-Franekel, au bacille typhique, qui n'est peut-être lui-même qu'une race exaltée du bacterium coli commune, trop longtemps regardé comme inoffensif (1), au tétragène.

Mais l'expérimentation ne tarda pas à démontrer que l'injection de cultures tuées par la chaleur pouvait encore dans certains cas produire des suppurations et il ne s'agit pas seulement ici de cultures des microbes dits pyogènes mais encore d'une quantité d'autres microbes, parmi lesquels un organisme banal, considéré jusqu'à présent comme un vulgaire saprogène, le micrococcus prodigiosus, ne joue pas le rôle le moins actif.

Ce n'était donc pas le microbe vivant qui causait la suppuration, le liquide dans lequel il s'était développé possédait encore les mêmes propriétés après la mort du microbe cependant on remarquait qu'une culture privée de ses organismes par filtration ne conservait plus la fonction pyogène. On parla bien un moment de l'irritation mécanique causée par le corps des bacilles, mais on dut bientôt renoncer à cette action mécanique, quand on fut convaincu que les poudres inertes aseptiques injectées même en grande quantité dans nos tissus ne produisent jamais rien de semblable.

On vit alos dans la suppuration le résultat de l'action sur nos tissus d'une substance chimique fabriquée par les bacilles et on admit que cette substance s'accumulait surtout dans le corps des microbes

---

(1) Nous devons rappeler que récemment on a attribué aussi au bacterium coli commune des propriétés pyogènes. Il a été trouvé dans des suppurations hépatiques, dans des angiocholites suppurées comme seul organisme présent (Veillon, Gilbert et Girode). De plus Charin et Roger avec un microbe, qui dans les premières cultures différait un peu du coli commune mais qui prenait plus tard après les cultures en série un aspect identique, ont reproduit chez les animaux par les injections dans le cholédoque de cultures pures de ce bacille des angiocholites suppurées expérimentales.

Enfin Kartulis attribue les suppurations dysentériques du foie, non à des microbes, mais à des amibes. Rappelons aussi que pour Roux et Rodet le bacille d'Eberth est une race exaltée du bacterium coli commune au point de vue de la virulence, mais au point de vue absolue se serait une race dégénérée, ayant acquis des propriétés pathogènes par suite des conditions défavorables dans lesquelles il s'est développé.

et restait adhérente à leurs parois d'où l'innocuité du liquide débarrassé des organismes. Ces faits ne devaient pas tarder à recevoir une véri fication expérimentale. Brieger, Leber, Christmass ne tardèrent pas à affirmer que par différentes manipulations et surtout par l'action de l'alcool absolu on pouvait retirer des cultures microbiennes des corps chimiques jouissant des mêmes propriétés pyogènes. Buchner démontra que ces substances existent surtout dans le protoplasma des cellules bactériennes. Ces corps chimiques encore bien mal définis, appelés en général ptomaïnes ou toxines, sont multiples ; ils appartiennent les uns au groupe des diastases ou ferments solubles, les autres au groupe des albumines et forme la classe des toxalbumines.

Les expérimentateurs allèrent encore plus loin, Scheuerlen ne tarda pas à démontrer que les extraits de matières en putréfaction étaient pyogènes, Brieger démontra encore qu'il en était de même pour un alcaloïde de putréfaction nettement défini, la cadavérine, que l'on a pu reproduire par synthèse et qui est identique à la pentaméthylendiamine.

Uskoff, Orthmann, Grawitz et de Bary, Steinhaus, Christmass démontrèrent ensuite que les substances chimiques du règne minéral peuvent jouir de la même propriété. Nous avons fait la même démonstration pour la créoline. Mais jusqu'alors on croyait encore que certains animaux seulement pouvaient suppurer sous l'influence des substances chimiques aseptiques et, en particulier, le chien, tandis que d'autres, parmi lesquels le lapin, étaient refractaires à ces suppurations.

Nous avons démontré (1) et en même temps que nous Janowski publiait des expériences du même genre, que cette diversité de réaction des tissus cellulaires du chien et du lapin n'était pas aussi générale qu'on l'avait dit, certaines substances sont également pyogènes pour le chien et le lapin et, en particulier, le mercure métallique d'après nos expériences, le mercure et la térébenthine d'après les expériences de Janowski.

Ces suppurations amicrobiennes ne sont pas inconnues chez l'homme ; certains auteurs ont signalé des suppurations oculaires aseptiques après introduction de parcelles métalliques et en particulier de cuivre dans l'œil. Tout le monde connaît les suppurations asepti-

---

(1) *De la suppuration aseptique chez le lapin.* — Bullet. de la société anatomo-clinique de Lille, 1890.

ques qui dans certains cas suivent les injections sous-cutanées de sels mercuriels insolubles dans le traitement de la syphilis. Ces suppurations ne sont pas la règle même après les injections de sels insolubles, mais cependant dans les cas ou elles se produisent nous pouvons facilement expliquer les causes de cet accident. L'injection est bien tolérée quand elle est faite dans le muscle, quand on se sert d'un mélange bien préparé, bien homogène ; au contraire, on a des abcès quand l'injection est faite dans le tissu cellulaire sous-cutané soit par erreur, soit par suite de conditions spéciales. Les abcès se produisent surtout chez les femmes et chez les femmes obèses c'est-à-dire quand il est difficile d'éviter l'introduction d'un peu de la substance dans le pannicule adipo-graisseux très développé. Récemment Sehlen a observé des suppurations cutanées amicrobiennes à la suite de frictions ou de lavages médicamenteux avec des antiseptiques concentrés dans les affections cutanées.

Quant aux abcès d'origine ptomaïnique pure, c'est-à-dire consécutifs à l'action locale de produits microbiens introduits dans un organe, sans que les microbes qui les ont fabriqués les accompagnent, on n'en a pas encore cité d'exemple chez l'homme. Cependant je ne vois pas du tout une impossibilité à admettre leur existence. Dans bien des cas d'abcès viscéraux, en particulier dans certains cas d'abcès dysentériques du foie, on n'a pas découvert de microorganismes dans le pus. Convaincus, comme nous l'étions, que toute suppuration devait être d'origine microbienne, on a cru voir dans ces examens négatifs une résultante de l'imperfection de nos moyens d'investigations, le fait est possible, mais il n'est pas invraisemblable d'admettre que dans certaines affections intestinales comme dans les diarrhées putrides, la dysentérie, etc., les microbes installés en quantité innombrable dans le tube digestif fabriquent des produits solubles qui peuvent être absorbés par les radicules du système porte et de là portés dans le foie sans que ces bactéries les y accompagnent forcément. Le tissu hépatique complètement baigné par ces produits nocifs peut fort bien, à un moment donné, réagir d'une façon particulière et suppurer. Ce n'est là qu'une simple hypothèse, mais il était bon d'attirer l'attention sur ce point, car la connaissance de ces faits nous servira pour examiner plus à fond les cas de suppurations en apparence amicrobienne et pour ne pas nous contenter d'affirmer d'une manière banale que les microbes doivent être morts au moment de l'examen.

En résumé, la suppuration spontanée, microbienne dans son essence, est de beaucoup la plus fréquente, cependant les suppurations aseptiques sont possibles.

Mais que la suppuration soit microbienne ou aseptique; en dernière analyse elle résulte toujours de la réaction de nos tissus contre une substance chimique, que cette dernière soit fabriquée par un microorganisme, qu'elle soit un produit de la chimie organique fabriqué de toute pièce comme la cadavérine que les chimistes ont pu reconstituer sans la retirer de matières en putréfaction, ou qu'elle soit même une substance minérale. On a voulu faire des distinctions entre les pus de ces diverses origines, il faut avouer qu'elles sont bien subtiles (1). Il n'en existe qu'une, le pus est infectieux ou il ne l'est pas. Si l'abcès est microbien, le pus est infectieux, c'est-à-dire que le processus est progressif et peut théoriquement s'étendre indéfiniment de proche en proche, car les microorganismes fabriquent continuellement, in situ, la substance pyogène. En pratique il n'en est pas toujours ainsi, et si parfois nous voyons des phlegmons diffus, des septicémies, des pyohémies succéder à une suppuration locale infectieuse, parfois aussi nous voyons sans aucun soin, malgré la malpropreté même, des abcès contenant les germes les plus infectieux rester limités. Sans doute il y aurait ici bien des considérations à produire, bien des raisons à invoquer pour expliquer l'extension du processus, mais ce n'est pas le lieu, il nous suffit de montrer qu'elle n'est pas fatale. Si l'abcès est amicrobien, le pus n'est pas infectieux, c'est-à-dire que le processus est limité comme la cause qui le produit. On a introduit une substance chimique dans les tissus, cette substance produit une suppuration, si l'abcès ne se rompt pas trop tôt pour évacuer son contenu, toute la quantité de substance introduite aura une action pyogène, mais quand cette quantité aura été utilisée, l'action s'arrêtera, car ici la substance ne peut pas se reproduire sur place.

En dehors de cette distinction capitale présence ou absence des microbes dans le pus, toutes les différences que l'on a essayé d'établir

---

(1) Nous ne parlons pas ici, bien entendu, des différences qui existent entre les deux abcès au point de vue de la marche du processus. A dessein nous omettons ces caractères que tout le monde connaît pour ne nous appesantir que sur les rapports et les différences des deux processus au point de vue histologique et pathogénique.

sont bien vaines. Les caractères macroscopiques du pus sur lesquels on a insisté, n'ont pas grande importance. J'ai par devers moi un grand nombre d'experiences qui démontrent que ces caractères tirés surtout de la couleur, de la consistance, de l'homogénéité du pus sont inconstants, et avec une même substance chez une même espèce animale, on a tantôt un pus hémorrhagique, tantôt un pus blanc, tantôt un pus jaunâtre, de même le pus est plus ou moins crêmeux, plus ou moins bien lié suivant les cas, sans que l'on puisse établir de règle à ce sujet (1). On a aussi établi des différences sur les caractères microscopiques du pus, le pus aseptique serait hémato-nécrosique, il contiendrait en plus grand nombre des globules uninucléés. Ici encore les différences sont grandes même après l'emploi d'une même substance. Le pus contient plus de parcelles de tissus nécrosés dans la plupart des cas, mais il faut remarquer qu'avec les substances chimiques l'action est rapide, le tissu conjonctif n'a pas le temps de se détruire complètement ; de plus l'action a lieu immédiatement in situ, c'est-à-dire au point exact de l'injection, immédiatement il se forme là une vaste cavité et parfois il reste des lambeaux détachés à leurs extrémités sans que la substance ait encore eu le temps d'agir à la partie médiane. Avec les microbes il en est tout autrement, ils s'infiltrent dans le tissu, on observe d'abord une infiltration purulente diffuse de la région et ce n'est que petit à petit que l'abcès se collecte quand tout le tissu a été détruit, par la réunion de toutes ces petites cavités allant à la rencontre les unes des autres. Dans la pratique, quand on incise un abcès aseptique, dès le premier ou le second jour on trouve déjà une vaste cavité disséquée dans le tissu, pleine de pus, tandis qu'en incisant un abcès microbien à cette époque on note une infiltration purulente dans les mailles des tissus mais pas encore de vaste collection. C'est aussi à cette destruction rapide des tissus que le pus amicrobien doit sa propriété d'être plus hématique ; dans ce cas les petits vaisseaux cèdent plus facilement. Quant à la présence en plus ou moins grand nombre des globules multinucléés, elle n'est pas constante non plus, cependant on peut parfois la noter. Mais ici encore le fait dépend de la plus ou moins grande rapidité du processus.

---

(1) D'ailleurs les caractères macroscopiques du pus sont aussi très variables pour le pus microbien et jamais le clinicien ne peut juger du degré de virulence du pus par l'aspect macroscopique seul.

Le pus aseptique est toujours examiné dès les premiers jours, car il faut éviter la rupture de l'abcès à l'extérieur et elle est souvent imminente après 24 ou 48 heures, tandis que pour l'abcès microbien on peut souvent attendre davantage. Or, les globules multinucléés ne sont que des globules dont le noyau a subi la fragmentation, ce sont des globules à noyau fragmenté ; cette modification du noyau qui commence par la fragmentation pour aboutir à la destruction et à la disparition est d'autant plus avancée que le pus est plus ancien, donc le pus aseptique étant étudié plus jeune, le plus souvent présente tout naturellement moins de noyaux fragmentés. Pour faire des expériences comparatives, il faudrait pouvoir étudier dans la même espèce animale, le pus au même âge, c'est-à-dire à une époque également distante du début du processus. Cette manière de procéder est assez difficile, car bien que les phénomènes ressortent d'une cause identique, réaction du tissu vis-à-vis d'un irritant chimique, les processus ne sont pas comparables. L'impossibilité de la comparaison tient, ce nous semble, à la différence dans le mode d'introduction de l'agent chimique irritant. D'une part, dans les suppurations aseptiques on introduit brutalement tout d'un coup toute la quantité de substance chimique, l'action sur le tissu peut commencer immédiatement, atteindre de suite son maximum d'intensité ; d'autre part, au contraire, dans les suppurations microbiennes, la quantité de substance chimique introduite est minime, le plus souvent elle est insuffisante pour produire une action pyogène, mais elle suffit pour altérer le terrain, pour permettre aux microbes de se développer et de produire à tout instant de nouvelles quantités de cette substance ; la toxalbumine peut être utilisée, peut causer la suppuration au fur et à mesure qu'elle est produite, mais à chaque instant elle ne détermine qu'une réaction infime, car elle est en très petite quantité et ce n'est qu'à la longue que toutes ces altérations minimes, mais répétées sur une grande surface et à tout moment, donnent naissance à un abcès. En un mot, dans le premier cas l'effet est brutal, il est porté au maximum dans le plus bref délai possible, dans le second cas, il est progressif, il se développe petit à petit et devient plus intensif à chaque instant.

L'examen histologique de la paroi après durcissement dans l'alcool donne aussi presque le même résultat que l'examen d'une paroi d'abcès microbien. Dans nos nombreux examens nous avons toujours remarqué, en examinant les petits foyers en voie de formation dans la paroi, au centre, une cavité contenant des détritus de tissus et de nombreux globules de pus, autour de cette cavité un vaste amas de cellules embryonnaires et de cellules migratrices dont le nombre très grand à la périphérie de la cavité va en diminuant en s'éloignant du foyer; tout-à-fait à la périphérie, on remarque que le tissu cellulaire est en voie de prolifération, il y a une grande quantité de cellules conjonctives jeunes, et çà et là quelques cellules migratrices. Balzer a examiné des coupes de la paroi de ces abcès aseptiques causés par le mercure dans le tissu cellulaire sous-cutané de l'homme. Ces abcès étaient déjà anciens. Il a remarqué une zone centrale ramollie dans laquelle les éléments cellulaires granuleux se colorent mal, une zone moyenne formée de cellules embryonnaires groupées en nodules plus ou moins volumineux, une zone périphérique où les lésions inflammatoires sont moins intenses et où il y a un peu de sclérose du tissu conjonctif. Il compare cette lésion à une gomme tuberculeuse. Il déclare lui-même que l'examen n'a porté que sur les noyaux les plus anciens, c'est-à-dire, en somme, sur des abcès chroniques, le temps a manqué pour étudier les premières phases du processus.

Ici encore il pourrait y avoir une légère différence sans que cela nous étonne. Le processus étant plus brutal, l'action étant maxima d'emblée en un point déterminé, l'abcès doit plus rapidement prendre l'aspect d'un abcès chronique. De plus, chez l'homme, comme ces abcès ont une tendance à se résorber à la longue, ce n'est qu'après avoir attendu longtemps que l'on incise et presque toujours alors on fait l'examen d'un abcès très ancien. Neisser lui aussi reconnaît que l'examen microscopique du pus et la paroi de l'abcès donne sensiblement le même résultat pour les abcès aseptiques et les abcès microbiens et s'il refuse le nom d'abcès aux premiers, il ne les différencie des seconds que par ce fait qu'ils ne contiennent jamais de microbes.

Au point de vue de l'examen du pus et de la paroi de l'abcès, il n'y a donc pas de différence bien nette entre l'abcès microbien et l'abcès aseptique; y en a-t-il une au point de vue de la pathogénie du processus?

D'abord, au point de vue histologique, qu'est-ce que le pus?

C'est un exsudat inflammatoire non coagulable tenant en suspension une très grande quantité d'éléments cellulaires analogues aux globules blancs du sang et de la lymphe et aux cellules embryonnaires, les uns à noyau volumineux, unique, arrondi, les autres à noyau en bissac et même à noyau fragmenté, quelques-uns enfin ne contenant pas de noyau et même parfois bourrés de granulations graisseuses (corps granuleux de Gluge).

Cet exsudat est donc la résultante de l'action de substances chimiques sur les tissus, mais quel est le mode d'action intime de ces substances chimiques ?

On a cru un moment que la non coagulation du pus pouvait nous fournir une explication plausible du processus. On admit facilement que les toxines sécrétées par les microbes avaient une action peptonisante sur l'exsudat inflammatoire, action qui se traduisait par la transformation de la fibrine et sa non coagulation et par la liquéfaction de la gélatine dans les tubes de culture.

Mais il fallut renoncer à cette interprétation avec la découverte des suppurations aseptiques causées par les substances chimiques. Ces substances chimiques, en effet, n'ont pas d'action peptonisante , elles ont même, comme cela a été demontré déjà et comme nous avons pu nous en convaincre par nos propres expériences , une action coagulante énergique sur le sang frais. Quant à la liquéfaction de la gélatine, ce n'est pas non plus une action spécifique des toxalbumines microbiennes. Souvent il nous est arrivé après inoculations dans des tubes de gélatine de pus aseptique de découvrir au bout de quelque temps une liquéfaction partielle de la gélatine et cependant il nous était impossible, et par le microscope et par les cultures en série, de démontrer l'existence de microbes dans cette gélatine liquéfiée. Ces observations ont aussi été faites par d'autres expérimentateurs et on a conclu que cette action peptonisante et liquéfiante produite par les microorganismes pouvait appartenir aussi aux humeurs morbides sécrétées par les cellules des tissus frappées de maladie et provenant de leur décomposition après leur mort.

Il fallait donc chercher ailleurs une explication.

Metschnikoff avec la théorie de la phagocytose nous apporte une nouvelle donnée qui, ce nous semble, s'applique facilement à la suppuration.

Que se passe-t-il, en effet, quand des microorganismes s'introduisent dans nos tissus ? Aussitôt le tissu réagit, il y a une irritation locale (1) qui se traduit par les premiers phénomènes de l'inflammation, chaleur, rougeur, congestion. L'organisme réagit en envoyant sur ce point des combattants pour lutter contre le germe nocif, il y a une diapédèse abondante qui se reproduit, nous n'étudierons pas pour le moment par quel mécanisme. Cette congestion, cette diapédèse ont pour effet de protéger l'organisme. En effet, la congestion active le mouvement circulatoire, et cette suractivité peut enlever à chaque instant un peu des substanses solubles nocives sécrétées, les entraîne au loin et si elle ne sont pas encore en quantité suffisante pour produire une intoxication générale, les éliminer par les glandes sécrétoires; de plus l'exsudation séreuse qui se produit dilue les substances chimiques et par suite diminue leur action. Cette sérosité inflammatoire exsudée a aussi comme la plupart des humeurs vivantes des propriétés microbicides et elle sert aussi à limiter la cause de la suppuration en tuant une partie des pyococques Mais ce n'est là que la plus petite partie du mécanisme de défense, le rôle principal appartient aux globules blancs émigrés et aux cellules embryonnaires. Ces cellules entrent en lutte avec les microorganismes, les absorbe pour les combattre et tenter de les détruire. Mais à chaque instant le microbe sécrète des substances nocives pour la cellule et il cherche aussi par là à la détruire. Si les phagocytes sont en grand nombre et les microbes en petite quantité, les phagocytes triomphent facilement et tout le processus se borne à une légère inflammation. Si les microbes sont plus nombreux relativement aux phagocytes, la lutte devient plus vive et quelques cellules migratrices succombent; cependant, la victoire définitive peut encore appartenir aux phagocytes et alors les macro-

---

(1) Ici comme dans tout ce qui va suivre j'emploie le terme irritation locale, irritation cellulaire, qui est extrêmement vague, faute d'en avoir un meilleur à ma disposition. J'entends simplement par là, la propriété que possède une substance d'amener une réaction locale dans les tissus, sans vouloir en rien préjuger la question discutée par le professeur Bouchard à propos du mécanisme de la diapédèse dans ces cas là. Pour nous que l'irritation porte sur les vaisseaux directement et cause ainsi la diapédèse, ou qu'en actionnant les nerfs elle amène cette réaction par voie réflexe peu nous importe pour le moment, le seul fait que nous retenons c'est que certaines substances produisent ce résultat quelque soit le mécanisme intime par lequel elles arrivent à leur but.

phages ce chargeront d'enlever les cellules mortes et la collection purulente ne sera pas encore constituer. Cette dernière ne peut s'établir que si les microbes remportent une victoire relative. La victoire doit être relative car il faut que les phagocytes périssent en grand nombre, en nombre suffisant pour former un amas de cellules mortifiées que les macrophages ne puissent pas enlever; cependant, elle ne doit pas être complète car il faut qu'après cette défaite, les cellules forment une barrière suffisante pour empêcher les microbes de pénétrer plus loin. Car si la victoire des microbes était complète, si sans lutte assez longue, ils arrivaient à vaincre, l'organisme serait envahi avant qu'il y ait une réaction locale. C'est ce que nous voyons tous les jours quand un animal est inoculé, avec des microbes infectieux ; s'il est réfractaire tout se borne à une lésion locale, au contraire, s'il est réceptif la lésion locale ne se produit pas et l'organisme entier est envahi, nous avons une maladie générale.

Cependant l'action locale du microbe ne doit pas être trop forte non plus, car si l'irritation dépasse une certaine mesure, nous n'avons plus alors une suppuration, mais une nécrose totale des tissus, une gangrène. On sait aujourd'hui que la gangrène est causée, le plus souvent aussi, par les microbes dits pyogènes, en particulier par le staphylococcus aureus.

La condition nécessaire et suffisante pour qu'il y ait suppuration, est donc l'introduction d'un micro-organisme sécrétant une substance chimique capable de produire sur les tissus une irritation insuffisante pour amener la gangrène, mais suffisante pour amener une réaction cellulaire, diapédèse et prolifération cellulaire, qui arrête le microbe *in loco*, l'empêche de pénétrer plus avant, et le force à combattre ces cellules qu'il doit pouvoir altérer et même tuer par ses sécrétions.

Comparons maintenant les deux processus, la suppuration microbienne et la suppuration aseptique due aux substances chimiques.

D'abord, un premier fait nous frappe, c'est que toutes les substances chimiques pyogènes sont antiseptiques, et c'est un premier point de contact avec les diastases d'origine microbienne.

Les diastases sécrétées par les microbes ont un pouvoir germicide assez fort, cela est reconnu de tous les expérimentateurs et c'est en partie par suite de la sécrétion de cette diastase en trop grande quantité que les microbes succombent dans les cultures anciennes.

L'addition d'une assez grande quantité de cette substance aux milieux nutritifs les rend impropres au développement des microbes, du moins au développement de certains microbes et, en particulier, des microbes pathogènes.

La cadavérine alcaloide de putréfaction est dans le même cas.

Toutes les substances chimiques déclarées pyogènes sont antiseptiques à des degrés divers : la térébenthine, la créoline, le mercure et ses sels, le nitrate d'argent.

Donc toutes les substances pyogènes sont capables, du moins à certain degré de concentration, de tuer les microbes. Or, qu'est-ce qu'un microbe ? C'est un organisme unicellulaire, d'une espèce particulière, rudimentaire si l'on veut, mais c'est un organisme cellulaire. Qu'y a-t-il donc d'étonnant à ce qu'une substance qui est nuisible pour un genre de cellules, le soit aussi, à des degrés divers, pour un autre genre de cellules. Sans doute, telle cellule peut être plus sensible à une substance qu'une autre. Ainsi les cellules microbiennes peuvent être plus sensibles aux antiseptiques que les cellules de nos tissus et inversement celles-ci peuvent être plus sensibles aux diastases microbiennes que les premières, mais néanmoins cette action doit logiquement exister.

La cadavérine nous fournit, ce nous semble, un argument péremptoire de cette corrélation entre les propriétés microbicides et la fonction pyogène. Grawitz (*Ueber die Bedeutung des Cadaverins* (*L. Brieger*) *fur die Entstehung der Eiterung. Virchow's Archiv. 1887. Vol. C X, pag. 1-8*) a démontré que les injections de cadavérine dans le tissu cellulaire sous-cutané du chien, produisent, d'après la concentration et la quantité de la solution injectée, ou une cautérisation, ou une inflammation avec terminaison par suppuration, ou un œdème inflammatoire avec résorption consécutive ou enfin parfois ne produisent aucun trouble. Chez le chien, la suppuration survient après injection de $0^{ccq},3$ à $0,5$ d'une solution à 5 p. $^o/_o$; $0^{ccq},2$ d'une solution à 50 p. $^o/_o$ ou 1^{ccq} d'une solution à 8 p. $^o/_o$ causent un abcès déjà après 3 jours. Or, la solution à $2,5$ p. $^o/_o$ tue les pyococques après une heure de contact.

Au contraire, les solutions faibles de $0,5$ à 1 p. $^o/_o$ ne tuent pas les pyococques et ne provoquent non plus jamais de suppuration. Cette solution injectée, en mélange avec des pyococques, ne produit pas non plus de suppuration. Mais une solution un peu plus forte mais cependant encore assez faible pour ne pas tuer les germes, injectée en même temps que des pyococques, produit une suppuration plus étendue et plus rapide que celle provoquée par la cadavérine ou par les microbes injectés isolément.

L'irritation cellulaire existe dans les deux cas d'une manière analogue, car si les microbes peuvent causer la suppuration, dans certains cas, ils nécrosent les tissus, ils causent la gangrène, et dans d'autres, ils n'influent pas les tissus et sont résorbés sans aucun trouble.

De même, pour les substances chimiques, l'absorption peut être tellement rapide que ces substances, quoique nocives, ne puissent pas agir localement, elles ne restent pas assez longtemps en contact avec les cellules. C'est ce qui arrive généralement pour les solutions aqueuses des substances chimiques. D'autres agissent trop énergiquement et causent des nécroses des tissus, c'est le cas pour l'acide phénique ; en solution faible, il est résorbé sans aucun trouble, en solution forte, il sphacèle les tissus. Au contraire, les substances huileuses comme la térébenthine ou la créoline, les substances insolubles comme le mercure métallique et certains de ses sels sont très difficilement absorbées ; elles restent longtemps en contact avec les tissus et cependant elles ne les irritent que modérément, insuffisamment pour les nécroser et suffisamment pour causer une diapédèse abondante et une prolifération cellulaire intense.

Une fois en contact avec les cellules émigrées, les substances chimiques sont partiellement absorbées par ces cellules et alors elles agissent sur l'élément cellulaire, le frappe et le tue. Si la substance chimique est peu abondante quand elle a terminé son action, les éléments cellulaires mortifiés sont en petit nombre, les cellules macrophages les englobent et les entraînent au loin et le processus se termine sans abcès. Mais si la substance chimique est en assez grande abondance pour tuer un trop grand nombre de cellules, les macrophages ne suffisent plus à leur tâche et la collection purulente est constituée.

Cette incorporation des substances chimiques pyogènes par les cellules n'est pas une simple hypothèse. Nous avons maintes fois constaté dans l'examen de ces pus aseptiques produits par les huiles essentielles que les cellules contenaient dans leur protoplasma des gouttelettes huileuses. On pourrait discuter et croire à la résorption pure et simple de gouttelettes graisseuses venant des tissus eux-mêmes, mais le fait de cette incorporation cellulaire des irritants chimiques est plus net quand il s'agit d'abcès mercuriels. Nous avons maintes fois rencontré dans les cellules des parois de l'abcès, des globules noirs, brillants, refringents, arrondis, de volume variable, contenus dans l'intérieur du protoplasma cellulaire. Ces particules ne pouvaient être que du mercure émulsionné.

Balzer a fait la même constatation sur les parois d'abcès mercuriels chez l'homme. Il a rencontré des granulations grises, libres ou situées à l'intérieur des cellules et dont la coloration noire était exagérée par l'action de la potasse. Ces granulations, d'après lui, étaient probablement constituées par du mercure.

Il n'y a donc pas de différence essentielle entre le processus de la suppuration microbienne et celui de la suppuration aseptique, au point de vue de la lésion locale. Dans les deux cas, il faut une substance chimique irritant le tissu au point d'amener une réaction inflammatoire, diapédèse et prolifération cellulaire et il faut que cette substance puisse ensuite tuer les cellules dont elle a amené l'amoncellement en ce point limité de l'organisme.

Ces deux propriétés, irritation à point du tissu et faculté de tuer les cellules exsudées sont absolument nécessaires, car il ne faudrait pas croire que tous les antiseptiques soient capables de provoquer des suppurations. Il y a même des faits assez curieux. Ainsi, la cadavérine injectée sous la peau dans les conditions favorables pour produire une suppuration aseptique, ne la produit plus si elle est mélangée, au préalable, à un peu d'iodoforme (Behring). L'iodoforme n'est pas un antiseptique proprement dit, il ne tue pas les microbes *in vitro*, mais au contact des liquides exsudés au niveau d'une plaie, il se décompose et donne naissance à de l'iode qui agit comme antiseptique. Le mélange des deux corps n'est plus pyogène, par suite d'une double décomposition pensent les auteurs. Cependant il est probable que le mélange est antiseptique, car il ne favorise pas le développement des pyococques. Peut-être est-ce ici la substance qui doit irriter le tissu et amener la diapédèse, ce qui forme le premier temps du processus, qui est détruite.

Partant de là cependant, toutes les substances germicides devraient être pyogènes, c'est probablement l'expression exacte de la vérité, c'est ce qui arriverait si nous pouvions toujours les mettre en contact avec les tissus assez longtemps pour que leur effet se produise et en concentration tout à fait favorable, c'est-à-dire ni trop forte pour ne pas amener de nécrose, ni trop faible pour amener la réaction suffisante. Ces conditions ne sont pas toujours faciles à réaliser dans la pratique, cependant peut-être y arriverait-on par l'action associée de plusieurs substances, l'une possédant la propriété d'irriter le tissu à point et l'autre celle de tuer les cellules exsudées, en ayant soin d'enrober ces substances dans des véhicules qui empêchent leur absorption trop rapide tout en n'enrayant pas leur action locale.

Ce résultat, obtenu par une double action due à deux substances différentes, est peut-être réalisé dans les expériences suivantes. L'anthrarobine n'est pas un antiseptique, car les microbes cultivent bien dans un milieu additionné d'anthrarobine et même sur agar recouvert d'une couche épaisse de cette substance. Nous avons fait cette expérience vingt fois et nous serions même tenté de croire que le développement des microbes est plus rapide ; en tout cas, les cultures sont plus étendues que dans les tubes témoins. Nous avons saturé à chaud de l'huile d'olive avec de l'anthrarobine, nous avons ajouté des pyococques à cette solution et nous avons vu que dans toutes nos expériences, les pyococques sont encore vivants dans cette huile après plusieurs jours. Or, la solution d'anthrarobine dans l'huile stérilisée par l'ébullition, injectée dans le tissu cellulaire sous-cutané du chien, produit une vive irritation qui gagne rapidement la peau. Quand on incise avant la rupture de la poche, on trouve du pus épais mélangé à l'huile, et occupant le plus souvent des petites cavités distinctes, creusées dans le tissu nécrosé. Or, nous ne sommes jamais arrivé jusqu'à présent à trouver ce pus stérile, mais toujours il est habité par les microbes les plus divers et jamais les pyococques habituels. Nous ne pouvons pas croire à une souillure accidentelle au moment de l'injection, car dans une quinzaine d'expériences, nous avons toujours eu un résultat identique, et cela ne nous est arrivé que très rarement sur plus de 300 injections faites dans les mêmes conditions avec les substances les plus diverses. Nous croyons plutôt à une infection secondaire, survenue soit à travers la peau modifiée par l'inflammation mais non ulcérée, soit par le sang, dans les tissus prédisposés par l'action de l'anthrarobine. Cependant ce pus microbien n'est pas virulent, car dans plusieurs cas nous en avons injecté de $0^{ccq},5$ à 1^{ccq} sous la peau d'autres chiens et toujours la résorption sans inflammation a suivi. Ces microbes ne sont donc pas pyogènes par eux-mêmes ; l'anthrarobine l'est-elle ? nous ne le pensons pas. Car si l'inflammation est vive et rapide après l'injection, la suppuration est relativement tardive et peu accusée si on compare ces abcès à ceux produits par les autres substances chimiques. Peut-être ici l'anthrarobine a-t-elle irrité les tissus, ce que les microbes survenus secondairement n'auraient pu faire et ceux-ci trouvant le terrain préparé ont-ils pu aider les substances chimiques à devenir pyogènes, en tuant les cellules que l'irritation chimique avait amoncelées en ce point.

Enfin, pour terminer, une conclusion pratique que la chirurgie a déjà trouvée depuis longtemps mais que l'on peut déduire théoriquement de ces données, c'est que, quand elle est possible, l'asepsie est toujours préférable à l'antisepsie. Cependant l'antisepsie, dans certaines conditions, est encore bonne, car on cherche à réaliser le contraire de ce que nous demandions plus haut pour nos expériences. On emploie les antiseptiques en concentration telle, qu'ils suffisent pour influencer les microbes, mais qu'ils soient incapables de nécroser les cellules. En tous cas, cela démontre qu'il faut toujours user des antiseptiques avec ménagement et à la dose la plus faible possible, c'est-à-dire se contenter de la solution faible quand on le peut et ne pas préférer une solution forte, sous la seule raison que son pouvoir germicide est plus fort.

Cette antisepsie mal pondérée n'est encore que demi mal quand nous avons affaire à une plaie ouverte que nous pouvons surveiller chaque jour ; car si nous transformons dans ce cas une suppuration septique en une suppuration aseptique, nous avons toujours, par une surveillance attentive et un renouvellement journalier de l'antisepsie, le pouvoir d'empêcher cette suppuration de redevenir septique, quand par l'irritation chimique elle aura gagné en profondeur. La simple action mécanique du lavage suffira pour enlever les parties atteintes et tarir la suppuration aseptique. Mais il n'en est plus de même dans les plaies opératoires non accessibles, par exemple, pour le péritoine après la laparotomie. Là nous faisons de l'antisepsie, nous tuons les germes nocifs qui sont présents, mais nous irritons aussi les tissus, nous les mettons dans un état de moindre résistance vis-à-vis des microbes qui pourront arriver plus tard, dans les jours qui suivent l'opération , quand l'abdomen sera refermé. En effet, alors nous ne pouvons plus répéter l'antisepsie locale, l'effet germicide du lavage post-opératoire est bientôt épuisé et cependant l'irritation cellulaire persiste ; que quelques microrganismes inoffensifs pour les tissus sains viennent alors à passer et ils pourront coloniser.

Grawitz a démontré que l'injection de cocques pyogènes même en assez grande quantité dans le péritoine sain des animaux est inoffen - sive, tandis qu'une quantité infiniment moindre injectée dans un péritoine lésé, irrité par un corps chimique aseptique peut produire une péritonite suppurée.

Sans vouloir appliquer complètement ces données expérimentales à la clinique, nous devons admettre sans conteste qu'un péritoine irrité est plus sensible à l'action microbienne qu'un péritoine sain. Il faut donc éviter cette irritation de quelque nature soit-elle , il faut par suite renoncer à l'emploi inutile des antiseptiques dans les laparotomies faites pour extirper des tumeurs qui n'ont subi aucune dégénérescence secondaire septique , il faut se contenter d'une propreté minutieuse qui empêche l'introduction de germes là où il n'en n'existe pas encore. Si l'asepsie est observée rigoureusement les antiseptiques n'ont ici rien à faire pour tuer des germes qui n'existent pas et ils pourraient tout au plus être employés pour prémunir la région d'une invasion microbienne ultérieure. Les employer dans ce but, nous venons de le voir, ce serait s'engager dans une voie bien téméraire. Il faut réserver l'usage des antiseptiques dans ce cas, pour les interventions nécessitées par des collections septiques , suppurées. Ici ces agents ont leur place marquée pour tuer des germes qui existent avant toute intervention. De plus l'irritation cellulaire exercée par eux n'est plus à redouter, car déjà les tissus sont lésés par les substances chimiques sécrétées par les bactéries qui prédisposent encore mieux que les autres à l'invasion microbienne ultérieure. De deux maux il faut donc dans ce cas choisir le moindre et user des antiseptiques , dont l'action ne peut être que salutaire.

Cette action chimique prédisposant les tissus à l'invasion microbienne est bien démontrée ; mais que l'on n'aille pas croire que les antiseptiques usités par le chirurgien *aux doses et dans les conditions où on les emploie aujourd'hui* sont capables par eux-mêmes de produire une suppuration. Ce serait une grave erreur et presque toujours pour faire naître chez les animaux des suppurations expérimentales aseptiques il faut employer les antiseptiques à des degrés de concentration tels que jamais personne n'a eu la pensée de les employer ainsi chez l'homme. Il n'y a guère que dans le traitement des maladies internes et en particulier de la syphilis par les injections hypodermiques ou encore dans certaines applications externes dans le but de modifier les affections cutanées, que l'on a pu arriver à reproduire accidentellement ces suppurations chez l'homme. Mais quoiqu'il en soit, ces quelques suppurations aseptiques démontrent surabondamment que certains antiseptiques ont une action irritante sur les tissus, sont capables de modifier les cellules contenues dans l'exsudat résultant de cette irritation et peuvent même parfois amener la nécrose de ces éléments cellulaires exsudés ou hyperplasiés.

Lille Imp. L. Danel.

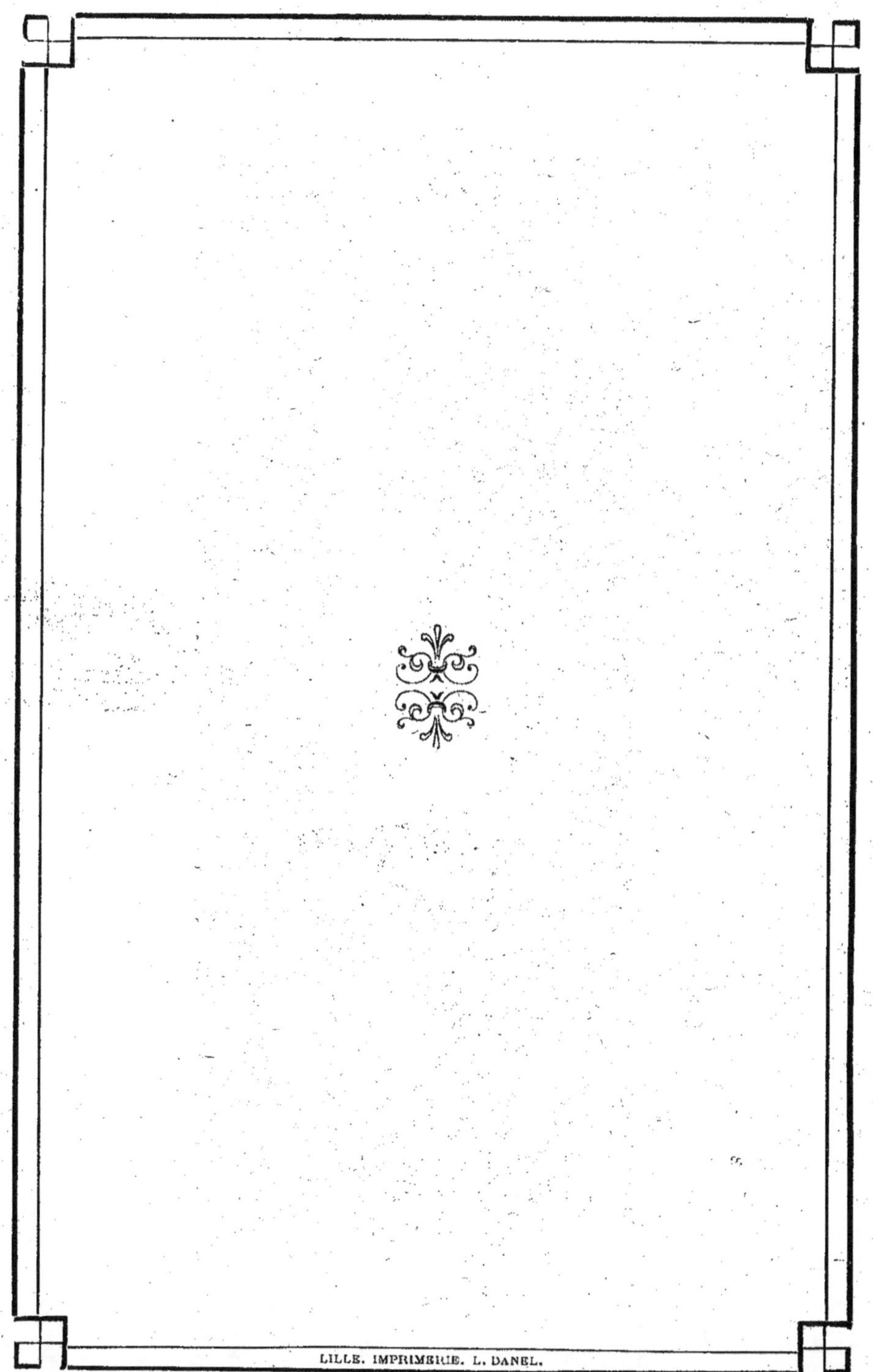

LILLE. IMPRIMERIE. L. DANEL.